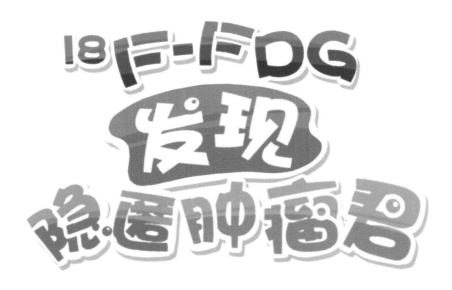

18F-FDG 发现隐匿肿瘤君

徐加央　赵　琳　著

方菲菲　刘曹锐　绘

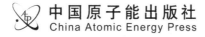

中国原子能出版社

China Atomic Energy Press

图书在版编目（CIP）数据

^{18}F-FDG 发现隐匿肿瘤君 / 徐加英，赵琳著． -- 北京 ：中国原子能出版社，2023.4（2025.4重印）
ISBN 978-7-5221-1917-5

Ⅰ．①1… Ⅱ．①徐… ②赵… Ⅲ．①脱氧葡萄糖－临床应用－肿瘤－治疗 Ⅳ．① R730.5

中国版本图书馆 CIP 数据核字（2022）第 037141 号

^{18}F-FDG 发现隐匿肿瘤君

出版发行	中国原子能出版社（北京市海淀区阜成路 43 号 100048）	
责任编辑	王　丹 申文聪	
装帧设计	侯怡璇	
责任印制	赵　明	
印　　刷	北京厚诚则铭印刷科技有限公司	
经　　销	全国新华书店	
开　　本	787 mm×1092 mm 1/16	
印　　张	3.5	
字　　数	17.6 千字	
版　　次	2023 年 4 月第 1 版　2025 年 4 月第 3 次印刷	
书　　号	ISBN 978-7-5221-1917-5	
定　　价	28.00 元	

发行电话：010-68452845　版权所有 侵权必究

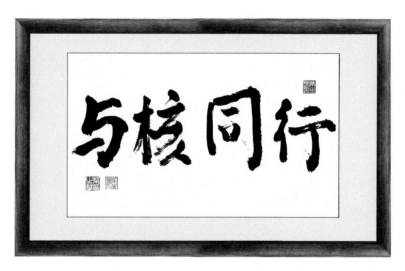

与核同行

柴之芳院士题词

序

你听说过核技术吗？随着社会经济及核科技的飞速发展，多种核设施、核仪器和放射性核素已广泛应用到我们衣、食、住、行等生活的方方面面，它们不仅能够为我们的生活提供源源不断的清洁能源，还能帮助我们探测疾病、治疗肿瘤、杀菌消毒，是保家卫国的定海神针呢！

为了让小朋友们了解核技术在医学领域的应用，《放射性核素小侦探》科普专辑首次创造性地将深奥难懂的放射性核素治病的原理，以卡通人物形象以及故事化的情节呈现哦！

《小侦探 ^{14}C - 尿素解谜爷爷为什么肚子痛》这本书主要介绍了 ^{14}C 呼气试验的原理，你可能会疑惑：只要呼气就能检测幽门螺杆菌吗？是的！让我们跟随小侦探——^{14}C - 尿素，走进奇妙的人体世界吧！本书融入人体结构生命科学、化学、物理等领域的基础知识，浅显易懂，旨在向在校学生及社会公众普及放射医学基础知识，让公众了解医疗照射的利与弊，以正确的态度看待核与辐射。其实，微量的 ^{14}C 不会对人体产生危害。看完这本书，给朋友们讲讲这个故事吧！

《^{18}F-FDG 发现隐匿肿瘤君》这本书主要介绍了正电子断层扫描和计算机断层扫描技术（PET-CT），利用含有氟的放射性同位素 F-18 的脱氧葡萄糖显像剂（^{18}F-FDG）筛查肿瘤的原理。快跟随迪迪和爷爷的步伐，走进我们身体中的奇妙世界吧！^{18}F-FDG 被称为"世纪分子"，是放射性诊断药物中的重要成员，在癌症的早筛方面提供重要依据，为肿瘤预防和治疗带了新的希望。本书通过迪迪带爷爷体检的小故事，让公众对于放射性核素在临床肿瘤诊断方面的应用有更深入的了解。对待身体和疾病，不要畏惧，让我们一起走进它、了解它！

　　《甲状腺里的那"碘-131"趣事》这本书主要介绍了 ^{131}I 与甲状腺之间的"爱恨情仇"。你知道吗？我们吃的盐里就有碘元素。想知道更多关于碘元素的故事吗？和小艾一起，向爷爷学习吧！借助历史真实事件和临床实际应用，将 ^{131}I 的功与过逐一讲述，旨在让社会公众对于核素的利弊有更清晰的认知与了解，正确认识放射性核素的危害与应用，避免闻"核"即色变。相信读完书的你，会更加了解碘元素！

《锝 ^{99m}Tc 的前世今生》这本书主要介绍了 43 号化学元素锝家族中用途最广的放射性同位素 ^{99m}Tc 的 "前世今生"。相信你和小欣一样好奇：作为第一个人工合成的元素，锝在自然界中不存在吗？本书生动地讲述了锝元素的发现过程与特性特点，旨在消除公众对于 "放射性" 这一标签的恐惧，以正确的态度和辩证的思维看待放射性的利与弊。认真读这本书吧，你会自己找到答案哦！

　　苏州大学放射医学与辐射防护国家重点实验室，为国内本领域内唯一的国家重点实验室，在放射生物效应及机理、先进放射诊断和治疗、辐射防护三个方向正在开展高水平的研究。实验室用房面积达 2 万平方米，仪器设备总价值近 2 亿元。为深入学习贯彻习近平新时代中国特色社会主义思想，以及习近平总书记对核工业和放射医学发展作出的重要批示精神，实验室自成立以来每年定期开展 "与核同行" 系列核科普活动，包括实验室开放日、科普知识讲座、暑期夏令营等特色活动，目前已分别获批成为国家、江苏省及苏州市科普教育基地。

　　核辐射对于我们而言，是一把双刃剑，既有功于这个丰富的大千世界，又威胁着人类的生存。不过不用害怕哦，人类一定会用好这把"双刃剑"！我们期待着核能资源更多的和平应用，造福人类，创造我们更美好的明天！

中国科学院院士　柴之芳

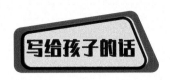

噓! 悄悄问一句:"你听说过放射性核素吗? 听到这个词你会不会害怕? "你也许会问:"放射性核素是大坏蛋吗? "

不是的! 它们呀,其实是一群技艺超群的小侦探,倘若你放下戒心,真正靠近了解它们,你就会发现这些小侦探给我们人类带来的帮助可大了。现在,快快打开这本书,让我们一起跟着美妙的文字和图画,去了解一下这群可爱的小侦探吧!

瑞瑞的爷爷最近肠胃不舒服,瑞瑞非常担心,医生派出了小侦探碳 -14(^{14}C)去看看到底是怎么回事。这个小侦探可不简单,有个特殊的能力—— 变身术,当它和搭档尿素一起进入人体巡逻时,很容易就能抓到胃中幽门螺旋杆菌这个大坏蛋,随后,摇身一变,成为气态的 ^{14}CO$_2$。爷爷呼出的 ^{14}CO$_2$ 进入仪器检测,就可以确认爷爷体内是否有幽门螺旋杆菌啦! 碳 -14(^{14}C) 堪称是最灵活的健康小卫士!

迪迪和爷爷去医院体检的过程中认识了小侦探氟 -18(^{18}F),它是临床发现肿瘤的小能手。爷爷血液中肿瘤指数较高,需要小侦探氟 -18 去体内一探究竟,找一找隐匿的 "肿瘤君"。它外穿糖衣,潜入饥饿的肿瘤细胞内,发出的放射信号被探测器接收,这样就能精准地暴露出肿瘤的位置啦! 氟 -18(^{18}F) 堪称是最机智的健康小卫士!

小艾是个小小电视迷,她通过电影《切尔诺贝利》认识了放射性核素—— 碘。电影里一些可怕的灾难场景,让小艾印象深刻,她觉得放射性碘是一个冷血的小恶魔。但是,通过爷爷的介绍,她又认识了用于甲状腺检查和治疗的碘 -131(^{131}I),并

了解到碘 –131（^{131}I）在临床实践中发挥着不可替代的作用，这真是太不可思议了！碘 –131（^{131}I）堪称是最真诚的健康小卫士！

小欣从爷爷的介绍中认识了小侦探锝，它有一个庞大的家族，彼此间非常相似却又各具特色，其中跟我们的健康息息相关的就是 ^{99m}Tc 啦，它可是医生们得力的小帮手，可以追踪和定位我们人体内部的众多组织器官，评估这些器官是否在正常运转，维持生命活动。^{99m}Tc 堪称是最强壮的健康小卫士！

小朋友们，通过这个简短的介绍，你们是不是对放射性核素小侦探充满好奇呢？你手中这套《放射性核素小侦探》将带你走进神奇、有趣的放射性核素小侦探的世界，快去和"瑞""迪""艾""欣"（Radiation）交朋友吧！徜徉在放射性核素知识的海洋，相信你一定会有新的发现，感受到新的乐趣！

最后，我还是要提醒你们：我们这些小侦探们有时也会任性、也会发脾气，就像我们常说的"水能载舟，亦能覆舟"的道理一样。所以啊，需要我们很多的专业技术人员来"训练"和"引导"这些小侦探们。只要把握好分寸，小侦探们便能和我们和谐共存，为我们人类带来更多益处！你想不想来当小侦探们的"训练员"？希望你们消除对于"放射性"这一标签的恐惧，以正确的态度和辩证的思维来看待放射性的利与弊。期待你们未来投身核事业，为核能和平利用做贡献，为健康中国添砖加瓦！

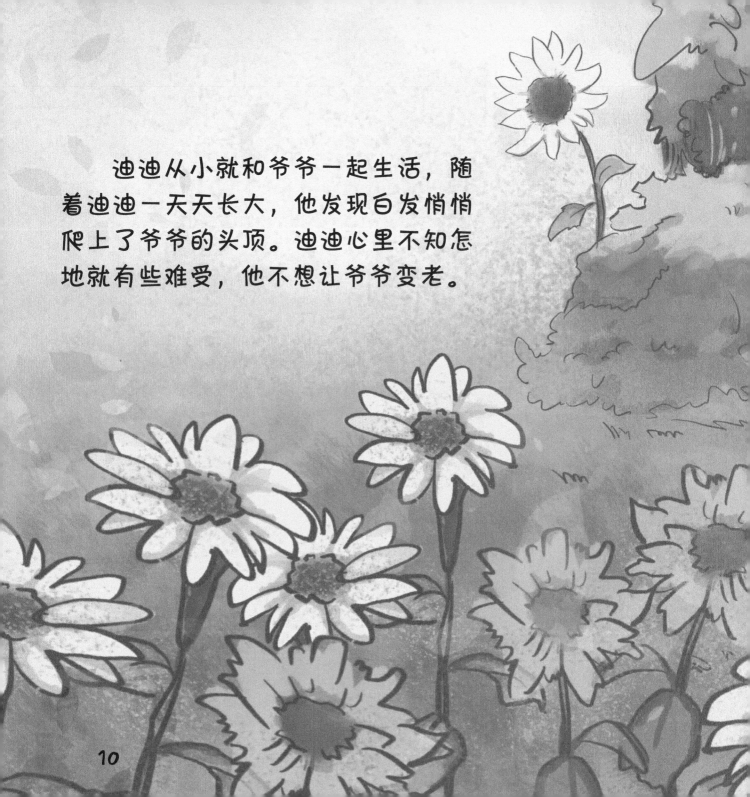

　　迪迪从小就和爷爷一起生活，随着迪迪一天天长大，他发现白发悄悄爬上了爷爷的头顶。迪迪心里不知怎地就有些难受，他不想让爷爷变老。

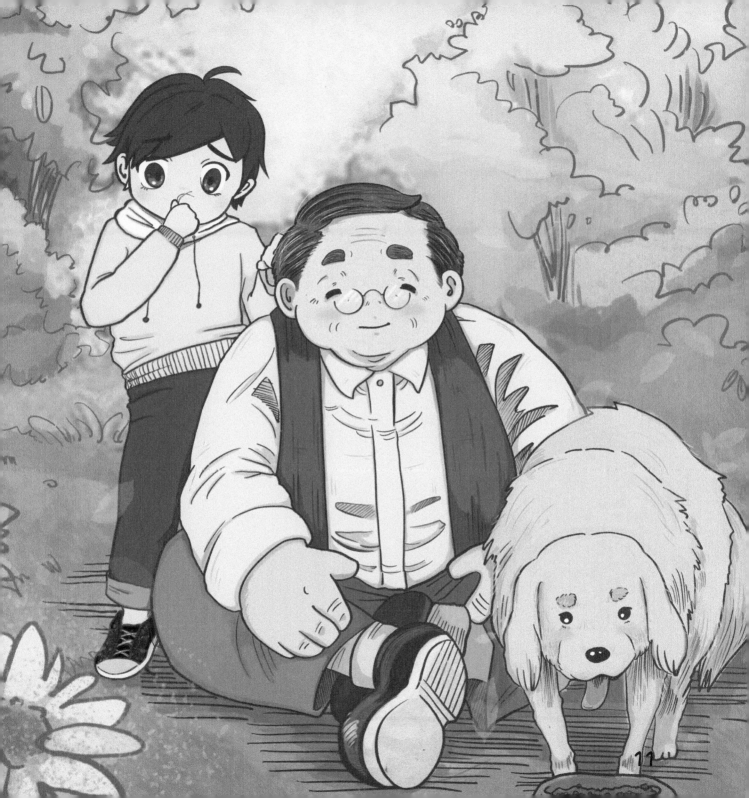

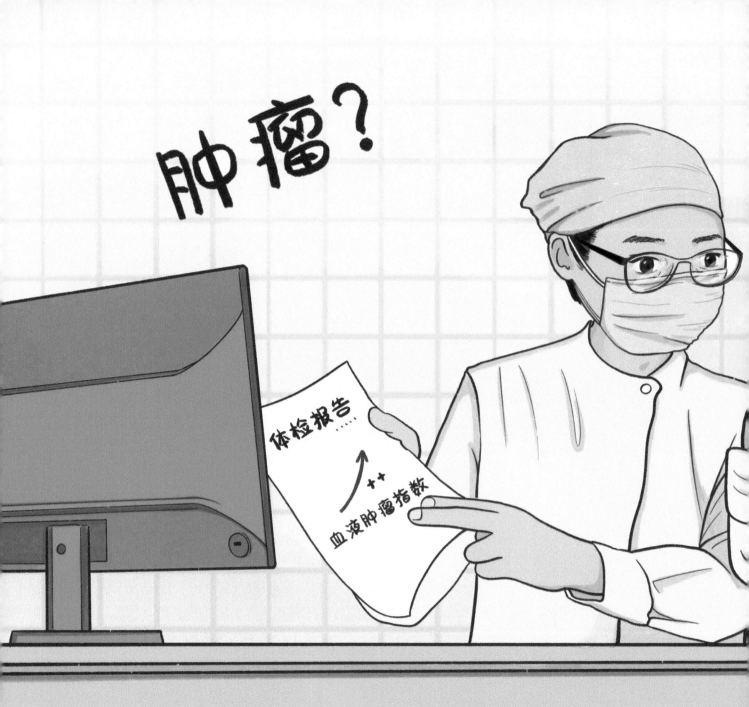

而最近，爷爷的体检报告又让迪迪担心起来。原来在这次常规体检中，医生发现爷爷的血液肿瘤指数较高，怀疑爷爷得了肿瘤。

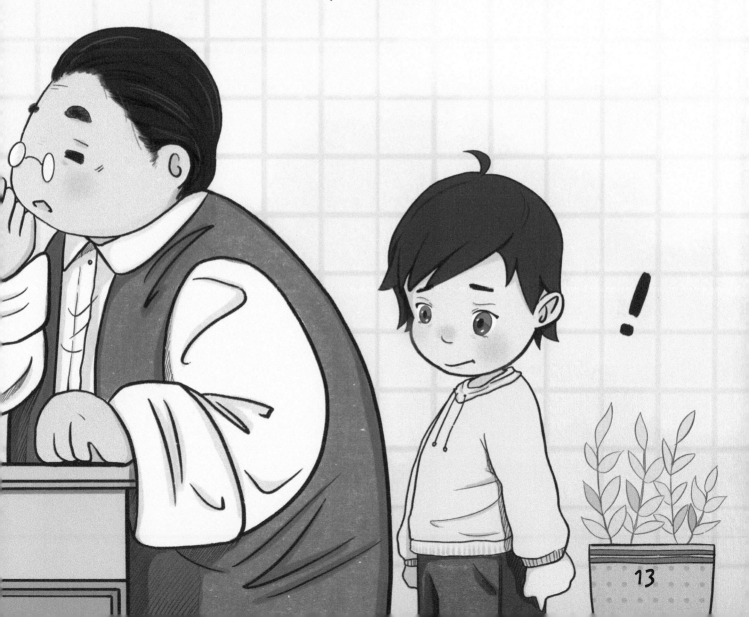

肿瘤这个词可真是吓坏了大家，迪迪十分疑惑，肿瘤是什么？为什么大家都这么害怕？

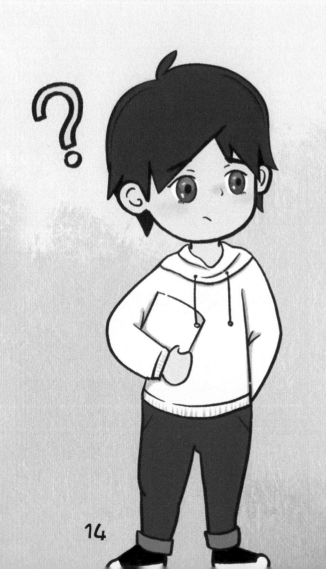

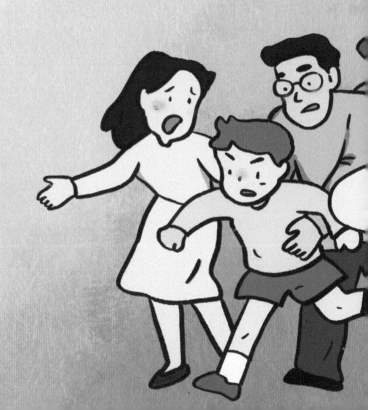

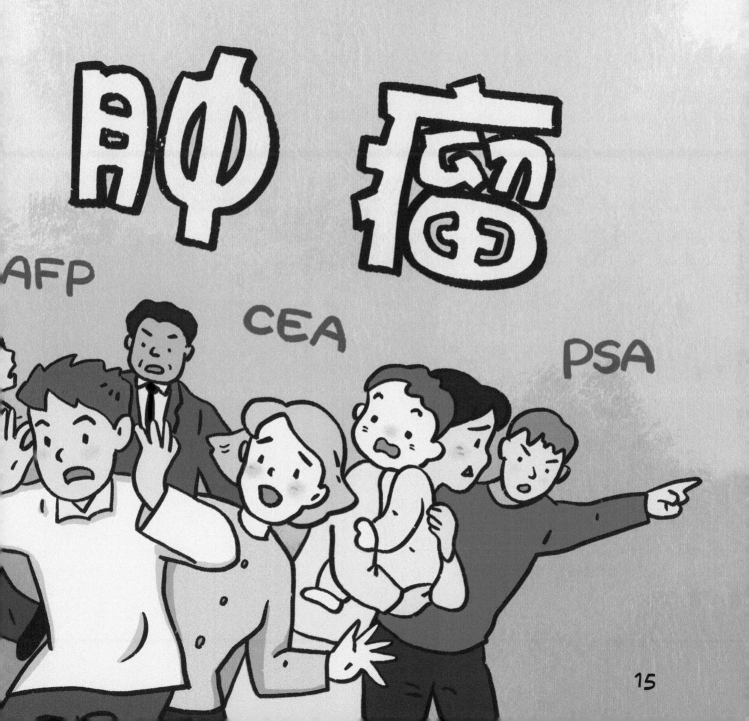

其实，每个人的身体内部都有一个 奇妙的世界！

16

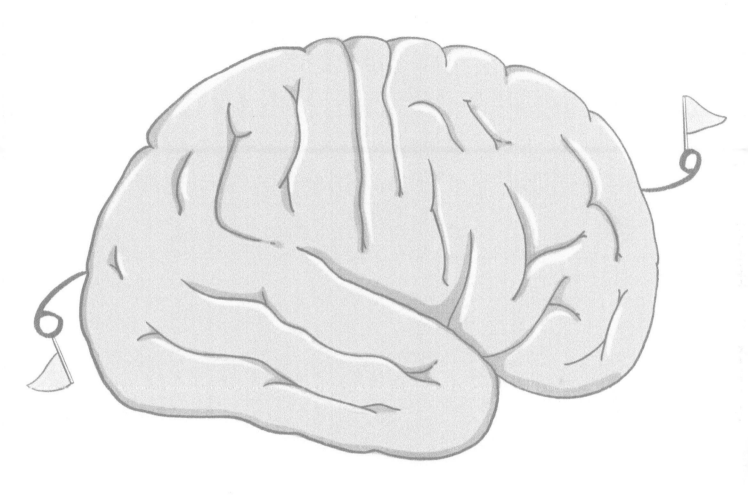

　　你看，你的大脑一直在不停地工作着，指挥各个器官有序运转。

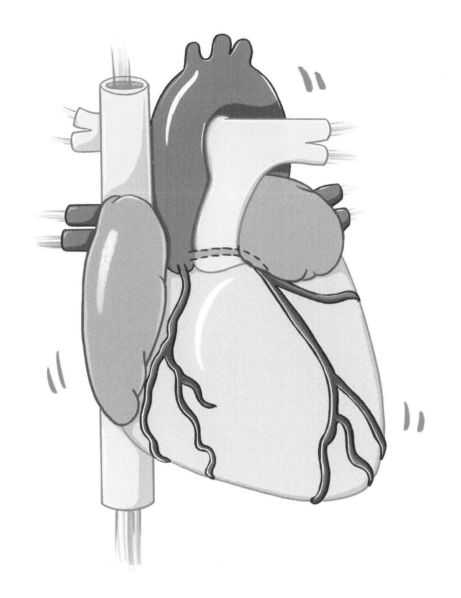

　　你的心脏突突地跳个不停，将血液和营养物质带到你的全身。

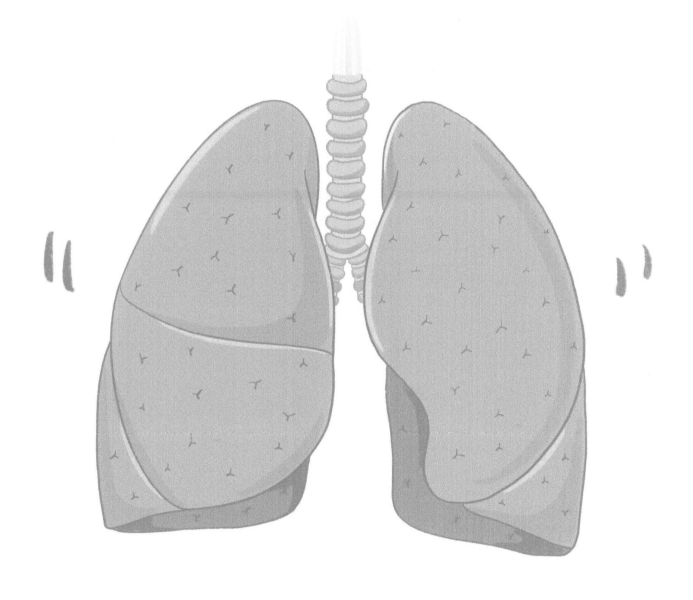

你的鼻子正均匀地呼吸着，将氧气带入肺并
融入血液。

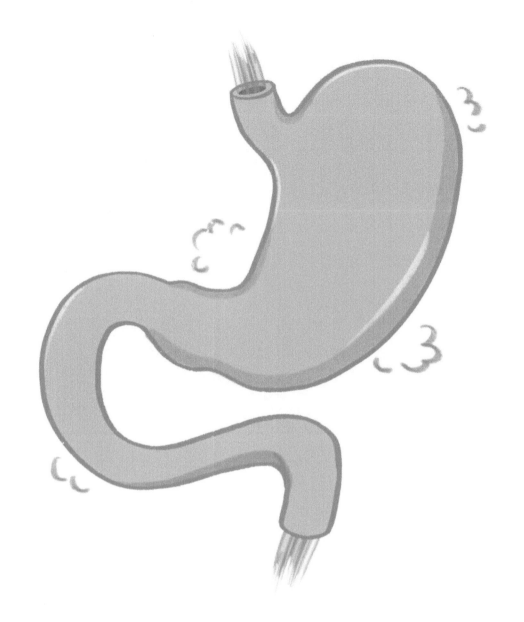

你的胃肠道正在消化食物，吸收着食物中的营养。

而执行这些工作的，是每一个
脏器的基本组成单位——细胞。

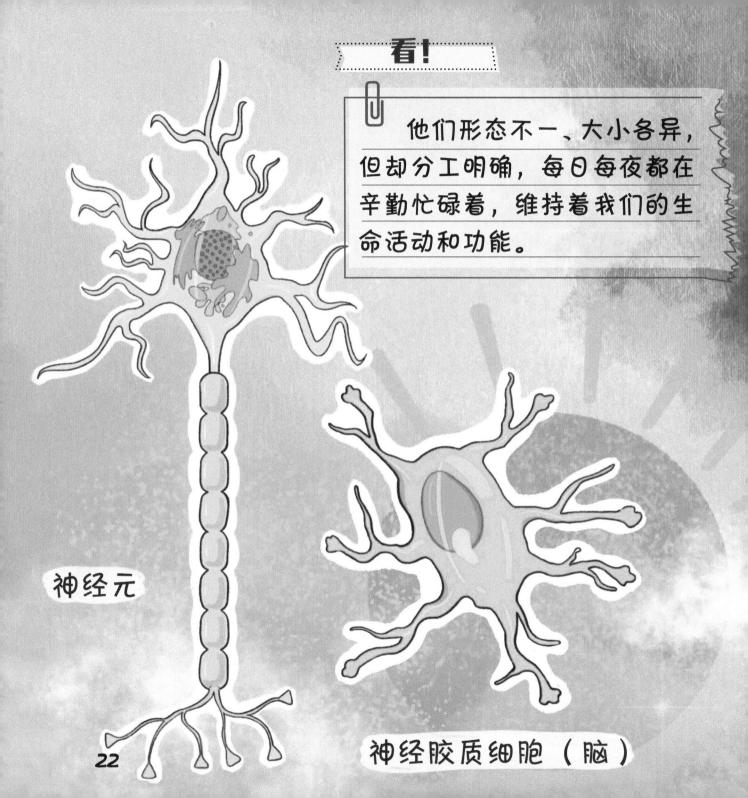

看!

他们形态不一、大小各异，但却分工明确，每日每夜都在辛勤忙碌着，维持着我们的生命活动和功能。

神经元

神经胶质细胞（脑）

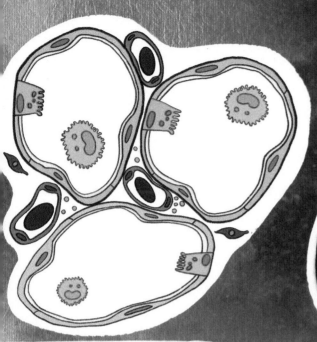

肺上皮细胞和肺泡

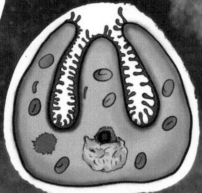 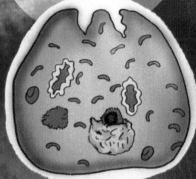

胃黏膜壁细胞

↑ 激活态

↑ 静态

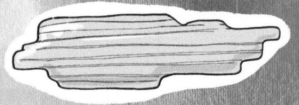

心肌细胞

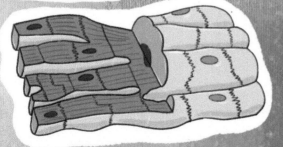

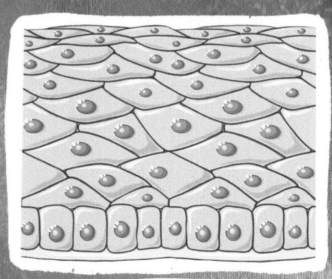

上皮细胞

23

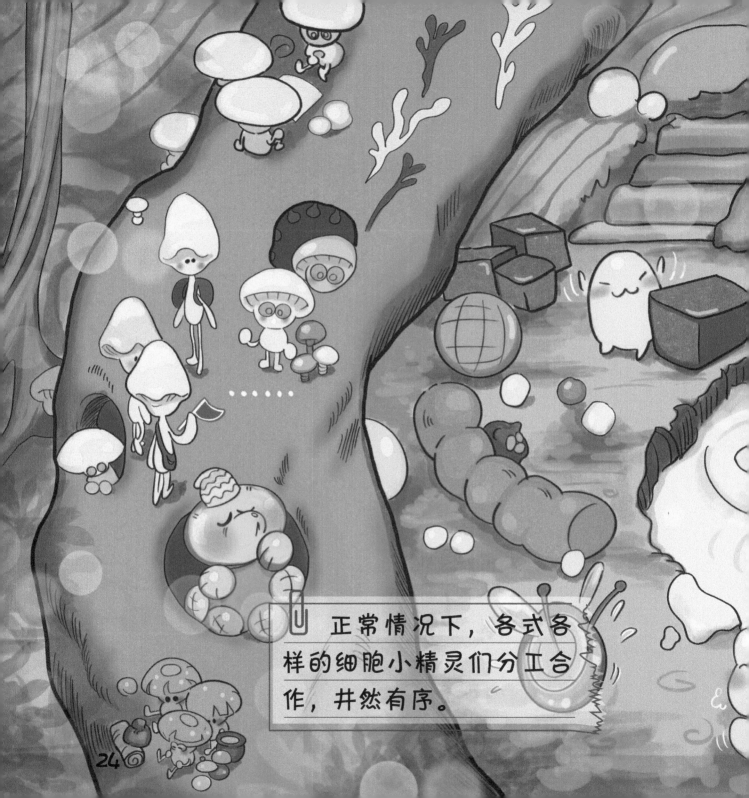

正常情况下，各式各样的细胞小精灵们分工合作，井然有序。

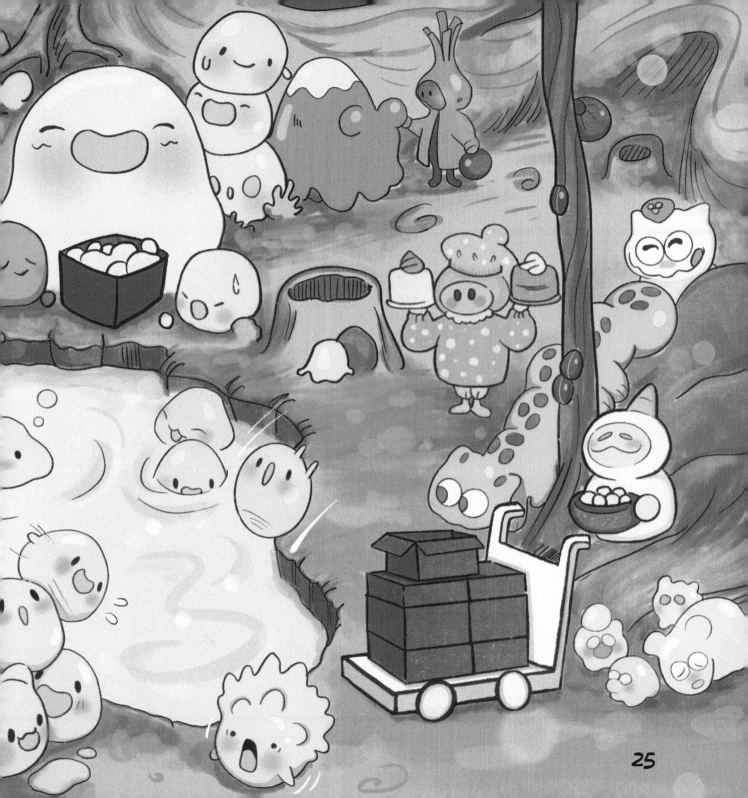

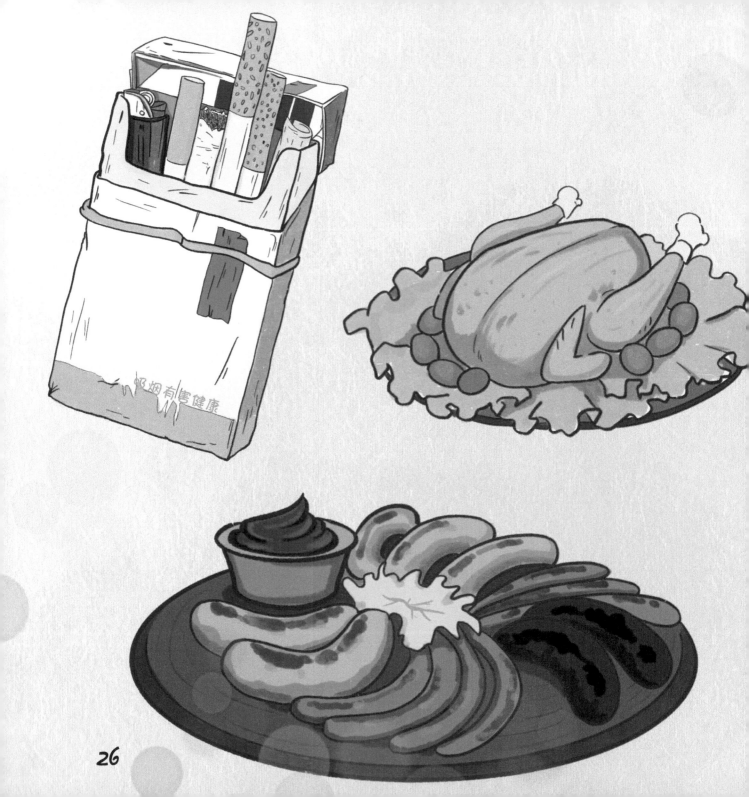

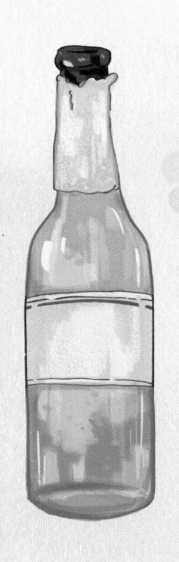
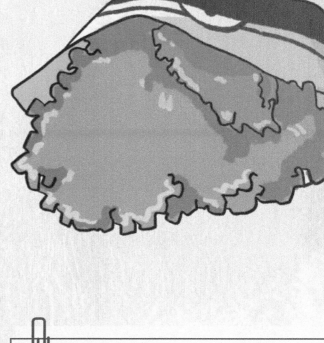
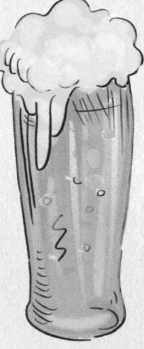

但是总有些人有着不良嗜好，比如抽烟喝酒，爱吃油炸食品和腌制食品，不吃水果蔬菜等，就可能会促使这些细胞小精灵们发生变异。

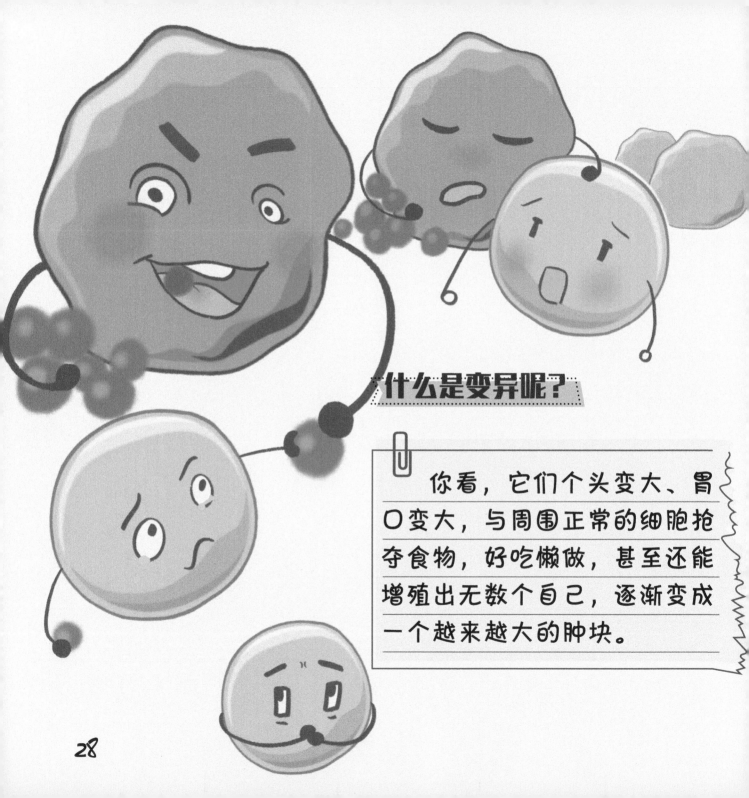

什么是变异呢？

你看，它们个头变大、胃口变大，与周围正常的细胞抢夺食物，好吃懒做，甚至还能增殖出无数个自己，逐渐变成一个越来越大的肿块。

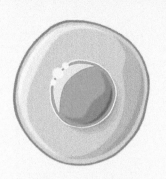

正常细胞

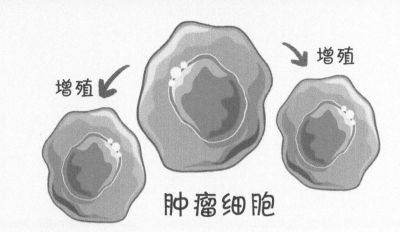

增殖 增殖

肿瘤细胞

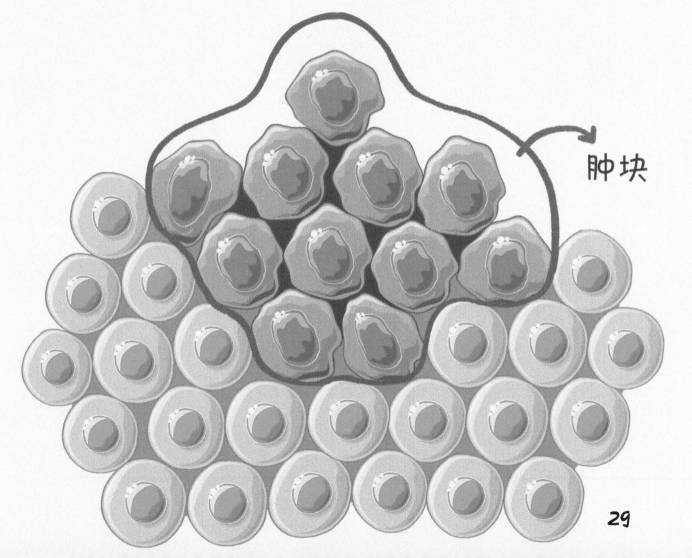

肿块

29

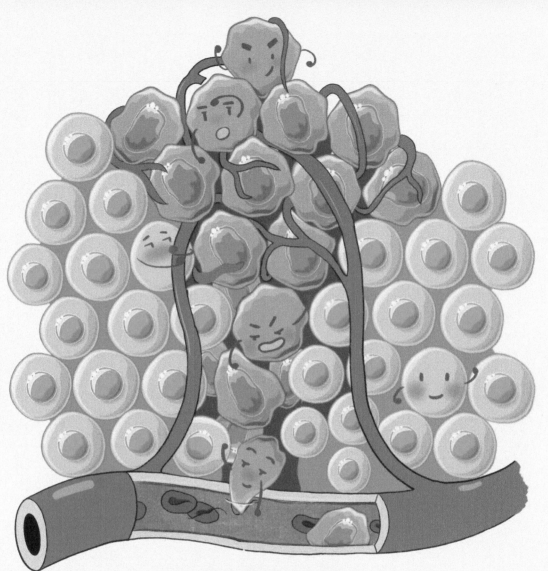

肿瘤溜进血管

有时，它还能越过血管壁的防线，溜出血管，跑到其他地方安营扎寨，再发挥无限增殖的能力，形成另一个肿块。

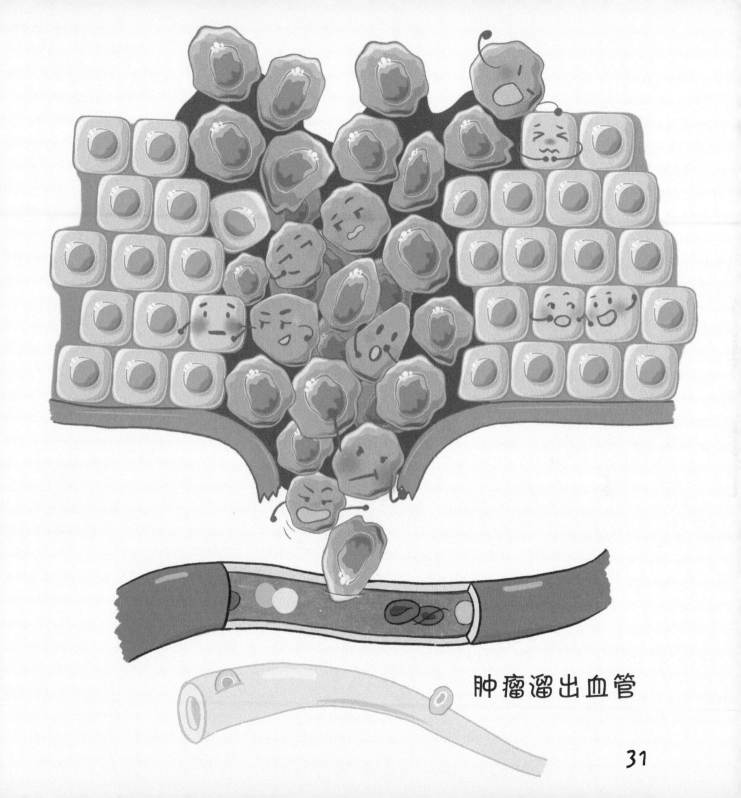

肿瘤溜出血管

31

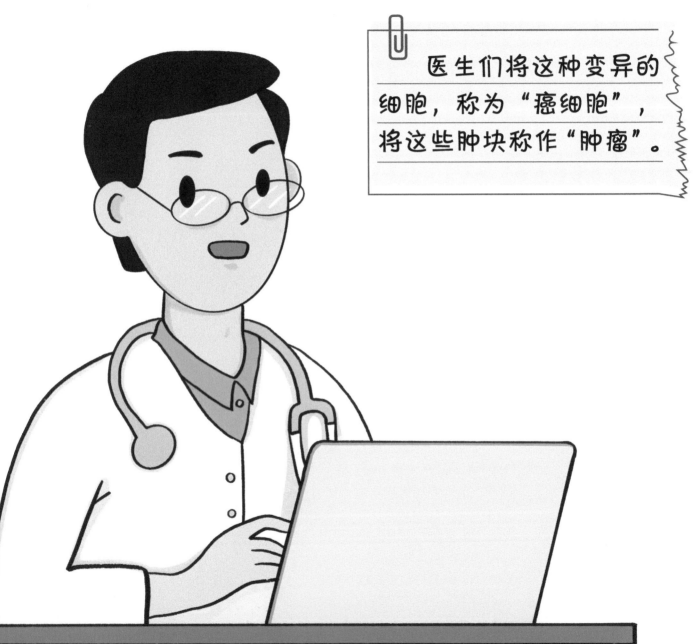

医生们将这种变异的细胞，称为"癌细胞"，将这些肿块称作"肿瘤"。

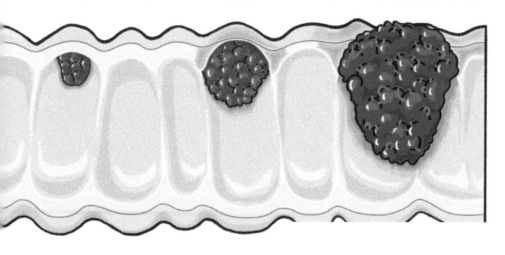

结肠肿瘤进展

当肿块大到一定程度，便会影响各个器官的功能，使患者痛苦万分。

然而，最糟糕的是，在早期，这些都是在无声无息地进行，我们人体根本察觉不了。

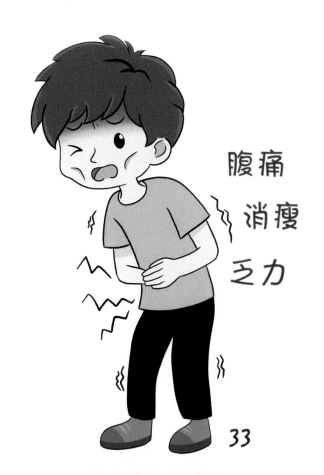

腹痛

消瘦

乏力

33

迪迪害怕极了，爷爷并没有任何不适，真的是肿瘤吗？

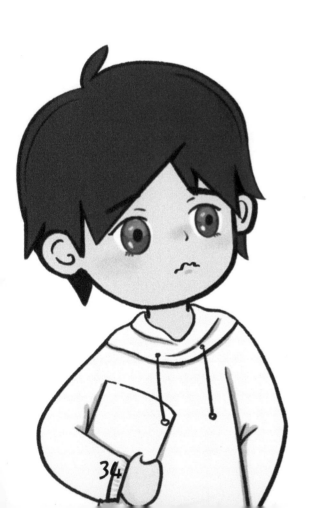

肿瘤？

在医生的建议下，爷爷准备进行一项 PET-CT 检查，据说这个检查能给出确切答复。

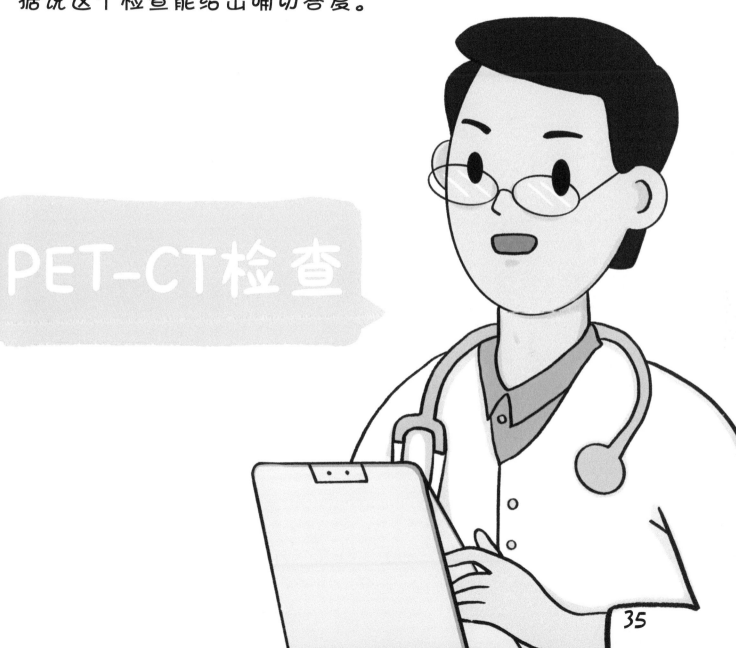

PET-CT检查

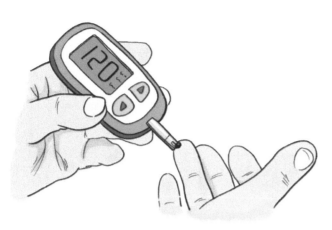

测血糖

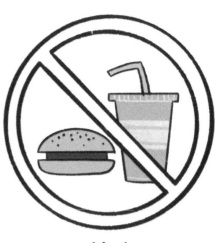

禁食

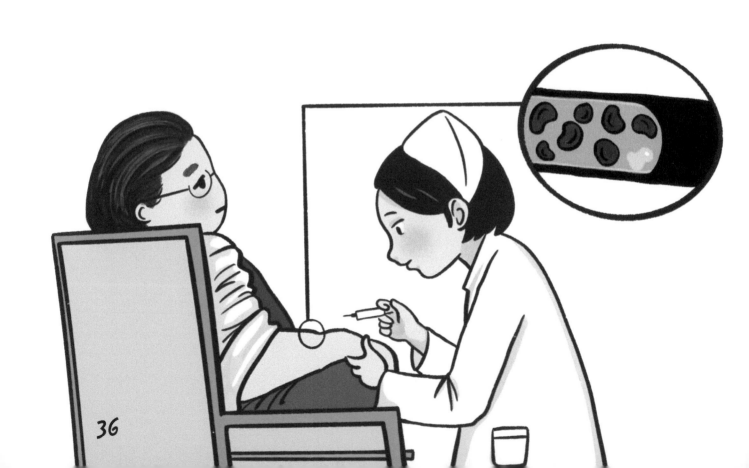

36

首先，在进行了一系列准备工作（测血糖，禁食）后，护士姐姐给爷爷注射了一种药物，接着爷爷躺在一个叫做 PET-CT 的仪器中进行扫描检查。

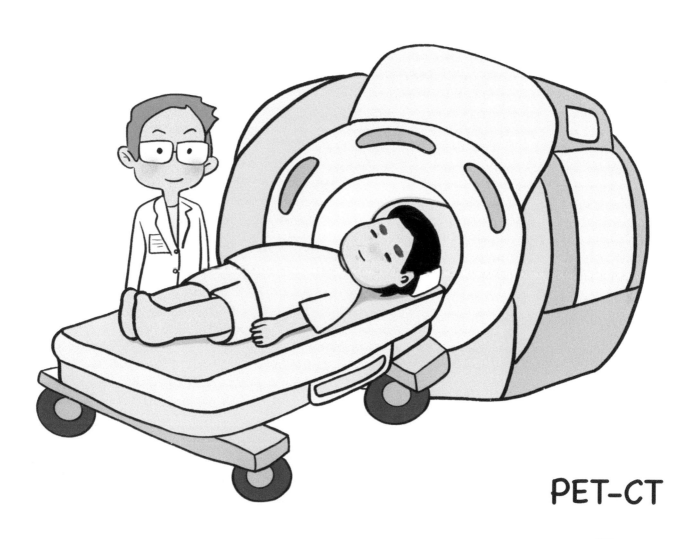

PET-CT

这个药物引起了迪迪的好奇，它是什么？

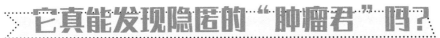它真能发现隐匿的"肿瘤君"吗？

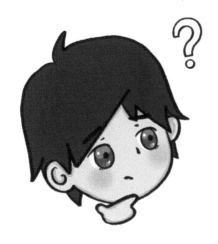

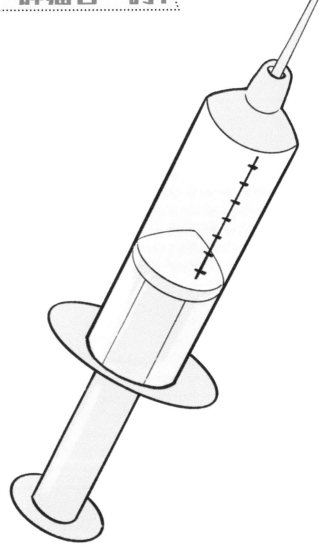

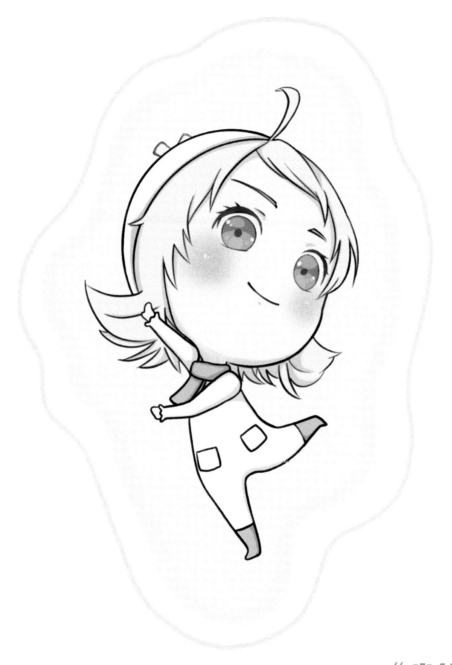

原来，这个药物里住着一个 "小侦探"，
它的名字叫 ⁱᴮF-FOG。

这个"小侦探"可不简单，它的全称是氟-18标记的氟代脱氧葡萄糖。

与普通的葡萄糖不同的是，"小侦探"氟-18（^{18}F）代替了葡萄糖结构中羟基的工作。

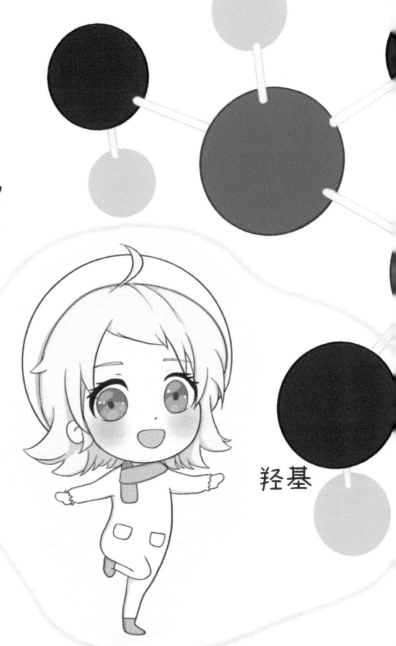

羟基

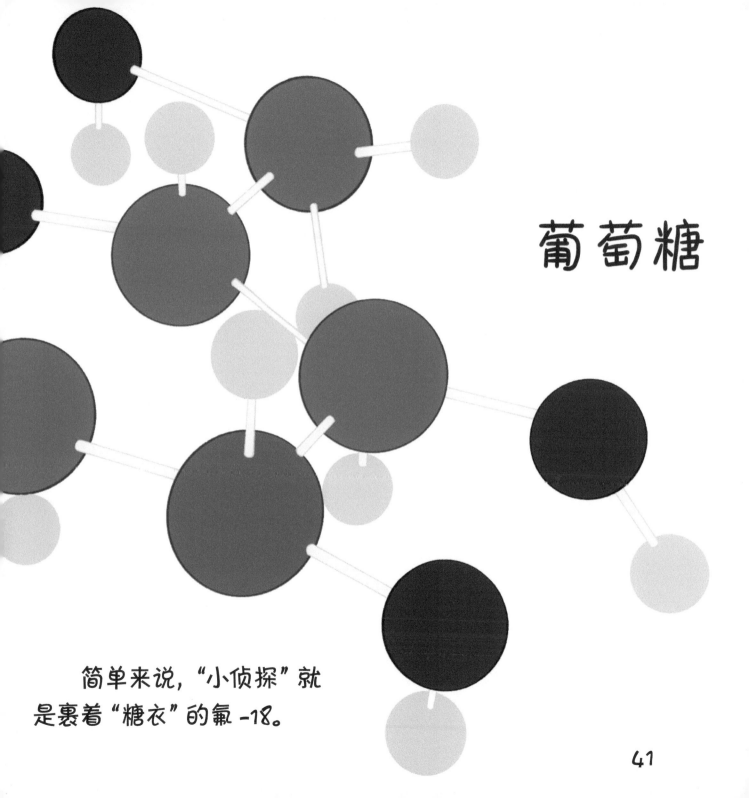

葡萄糖

简单来说，"小侦探"就
是裹着"糖衣"的氟 -18。

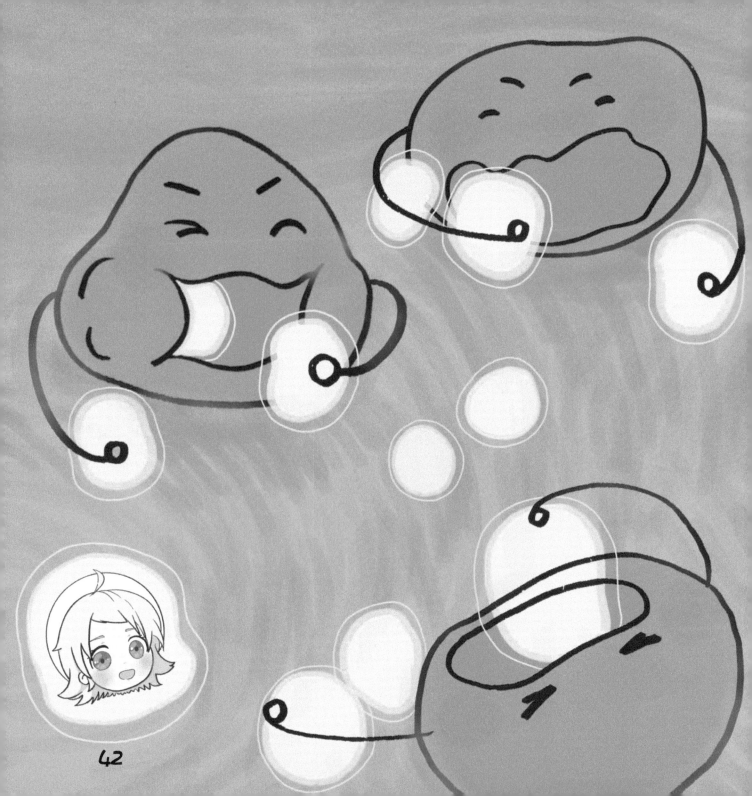

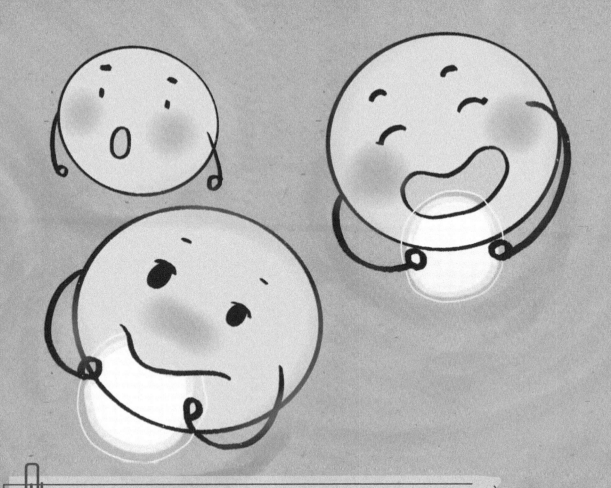

　　当"小侦探"穿过血管，挨饿许久的肿瘤细胞看见了这个"糖衣"食物，立刻就享用起了美食，狼吞虎咽。

　　而大部分的正常细胞却总是细嚼慢咽，因此，绝大多数的小侦探便进入了肿瘤细胞的体内。

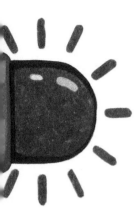

此时，在肿瘤细胞内部的"小侦探"会发射出一个正电子，与相邻负电子结合，发射出光子信号，被 PET 探测器接收到。

$$^{18}F \longrightarrow {}^{18}O + e^+ + \gamma$$

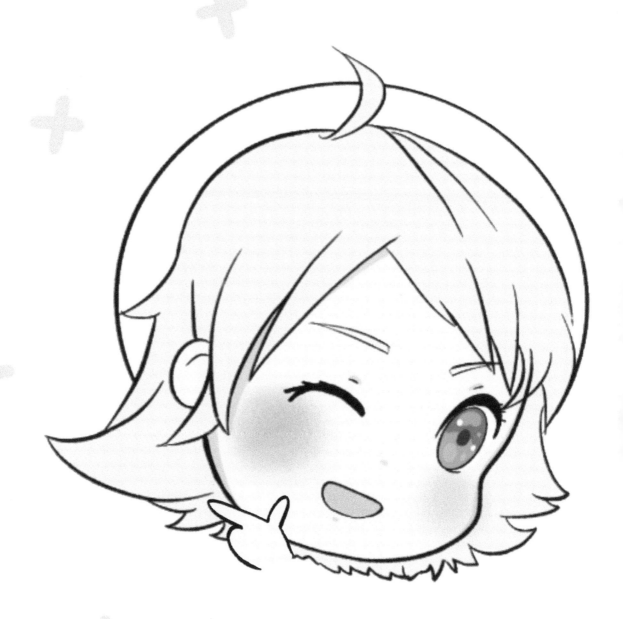

45

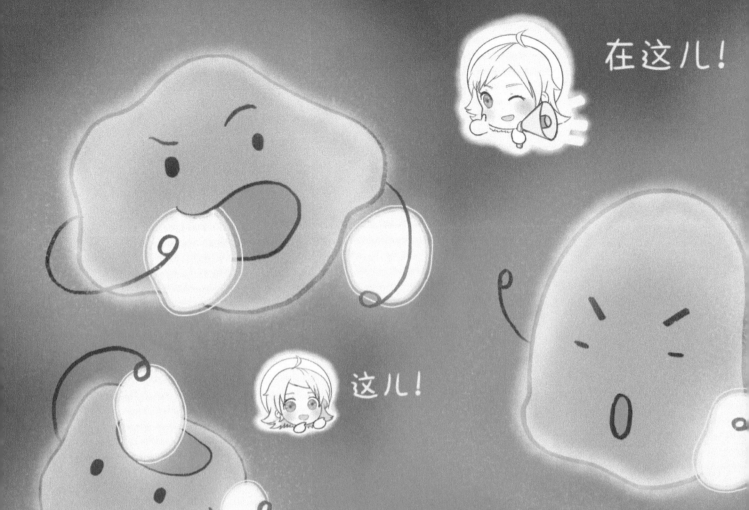

在这儿!

这儿!

如果是肿瘤部位，就会聚集很多"小侦探"，发出的信号就强，医生通过与正常影像对比，就可以做出判断了。

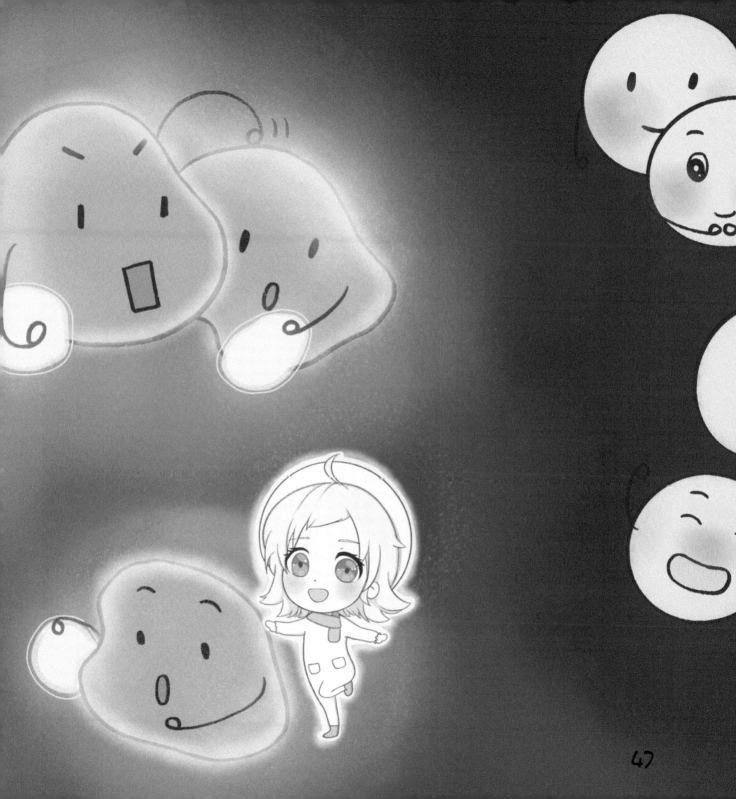

另一方面，PET-CT 通过发射 X 射线，对爷爷进行全身扫描，可以更好地将"肿瘤君"定位。

因此，该检查为 PET 功能和 CT 位置的同时成像，大大提高了信号的清晰度，更有利于发现微小肿瘤病灶。

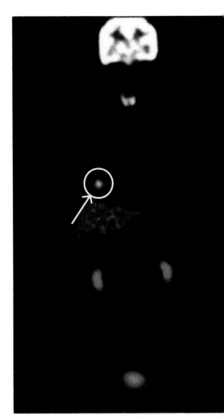

PET-CT检查中的PET影像

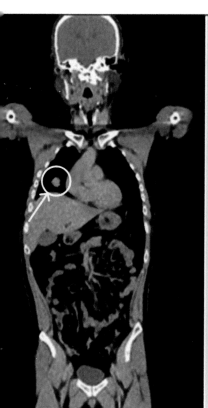

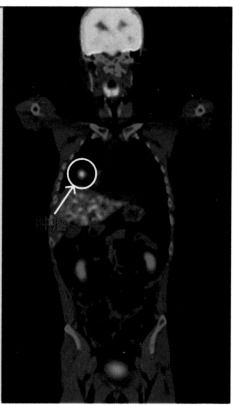

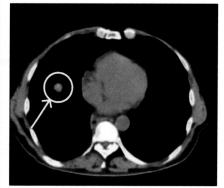

CT影像（横断面）

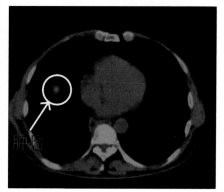

PET-CT检查中的CT影像　　　　PET和CT的融合影像　　　　PET和CT融合影像（横断面）

放射性检查的危害？

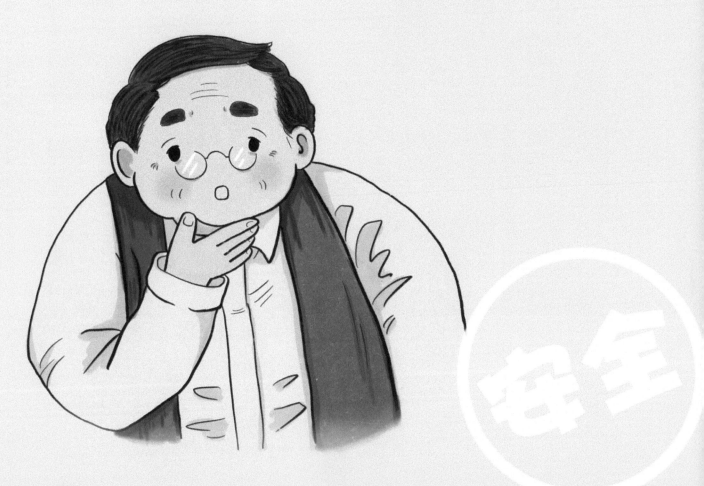

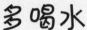
多喝水

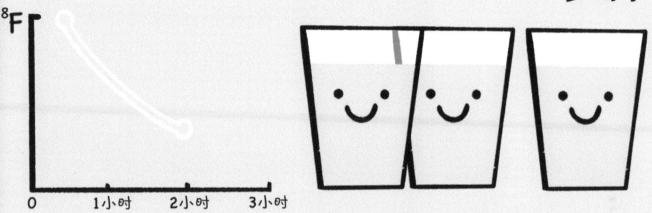

爷爷检查结束后，比较担心这项放射性检查会不会有什么危害。

因为在检查中，爷爷不光受到 ^{18}F 衰变所产生的辐射，还会受到 CT 成像时的辐射。

但是好在 ^{18}F 在 2 个小时内就会减少一半，只要多喝水，1~2 天就可以排出体外，CT 成像也只有检查时才接触到，因此不会对人体产生过大的辐射效应，属于比较安全的检查。

最终，爷爷的检查报告显示，没有发现明显的肿瘤病灶，但是医生还是建议爷爷注意正确的生活规律和饮食结构，定期复查。

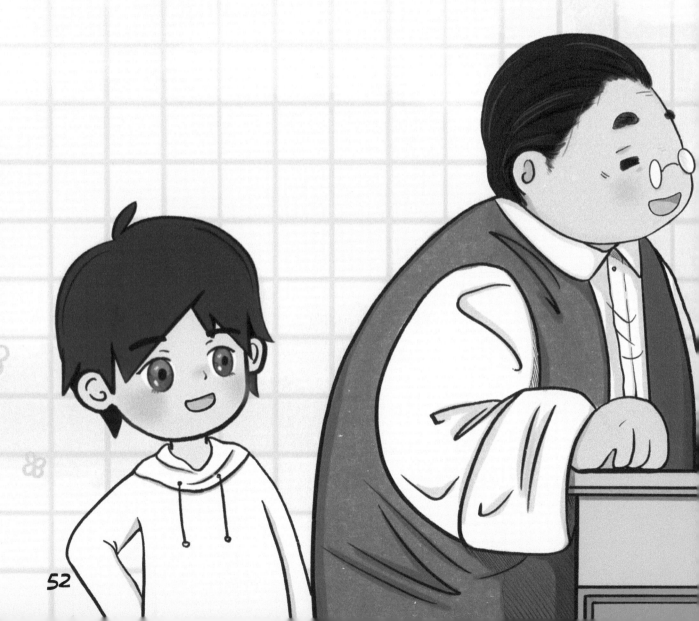

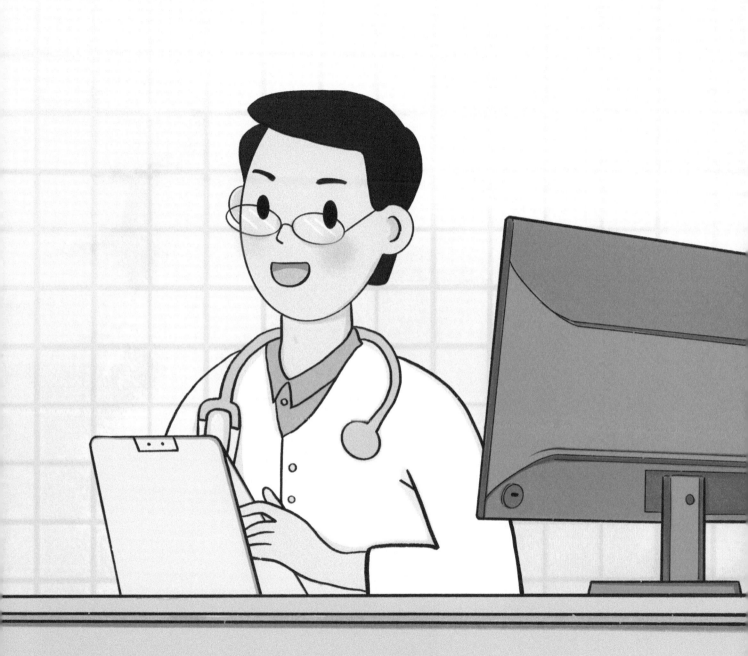

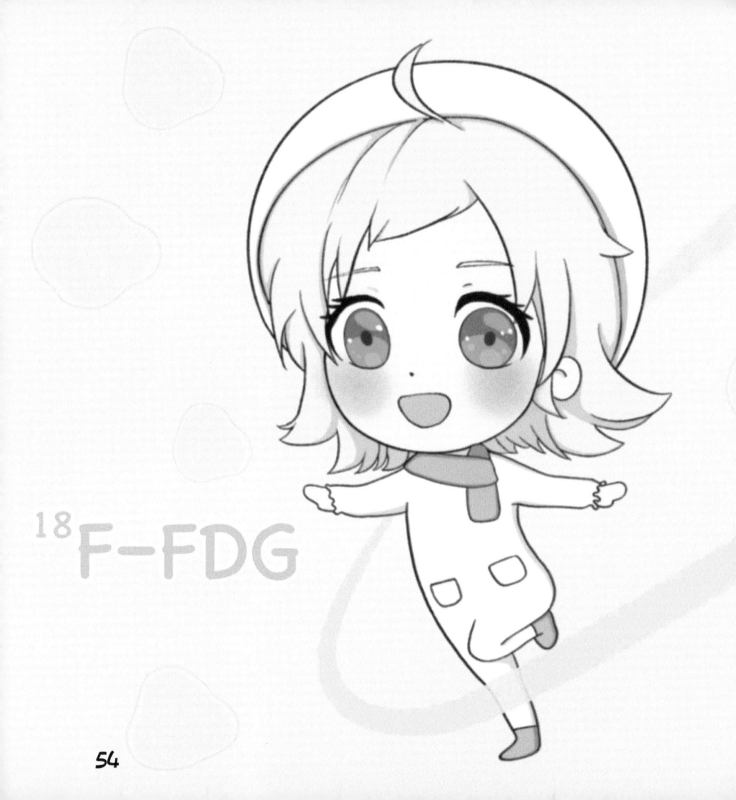

^{18}F-FDG

54

氟-18 和脱氧葡萄糖连接而成的 ^{18}F-FDG 被称为"世纪分子"，是放射性诊断药物中的重要一员，在医生对癌症的早期诊断、分期和治疗监测方面提供了重要依据，为肿瘤的预防和治疗带来了新的希望。